BEI GRIN MACHT SICH IHR WISSEN BEZAHLT

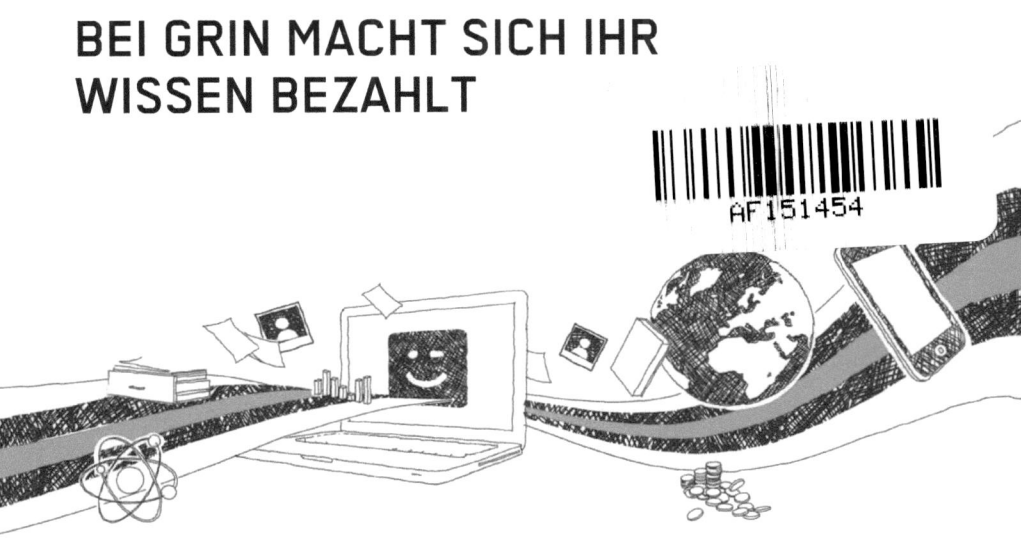

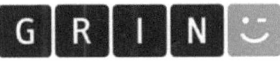

Bibliografische Information der Deutschen Nationalbibliothek:

Die Deutsche Bibliothek verzeichnet diese Publikation in der Deutschen National-
bibliografie; detaillierte bibliografische Daten sind im Internet über http://dnb.d-
nb.de/ abrufbar.

Impressum:

Copyright © 2016 GRIN Verlag, Open Publishing GmbH
Druck und Bindung: Books on Demand GmbH, Norderstedt Germany
ISBN: 9783668260085

Dieses Buch bei GRIN:

http://www.grin.com/de/e-book/322508/angebote-der-pflegeberatung-nach-der-
implementierung-des-pflege-weiterentwicklungsgesetzes

Niels Hanneman

Angebote der Pflegeberatung nach der Implementierung des Pflege-Weiterentwicklungsgesetzes für Hilfsbedürftige und deren (pflegende) Angehörige

GRIN Verlag

GRIN - Your knowledge has value

Der GRIN Verlag publiziert seit 1998 wissenschaftliche Arbeiten von Studenten, Hochschullehrern und anderen Akademikern als eBook und gedrucktes Buch. Die Verlagswebsite www.grin.com ist die ideale Plattform zur Veröffentlichung von Hausarbeiten, Abschlussarbeiten, wissenschaftlichen Aufsätzen, Dissertationen und Fachbüchern.

Besuchen Sie uns im Internet:

http://www.grin.com/

http://www.facebook.com/grincom

http://www.twitter.com/grin_com

Universität Bielefeld

Fakultät für Gesundheitswissenschaften

Studiengang: Health Communication

Lehrveranstaltung: BHC34 Theoretische und konzeptionelle Grundlagen der Gesundheitsbildung und Beratung

Seminar: Pflegeberatung: Anlässe, Methoden und Angebotsstrukturen

Wintersemester 2015/2016

Thema der Seminararbeit:

„Welchen Beitrag kann die Pflegeberatung nach § 7a SGB XI im Rahmen der Implementierung des Pflege-Weiterentwicklungsgesetzes für Hilfsbedürftige und deren (pflegenden) Angehörigen leisten?"

eingereicht am: 04. März 2016, Bielefeld

Inhaltsverzeichnis

Abkürzungsverzeichnis

BMG	Bundesministerium für Gesundheit
bzgl.	bezüglich
bzw.	beziehungsweise
etc.	et. cetera
DVSG	Deutsche Vereinigung für Sozialarbeit im Gesundheitswesen e.V.
iSd.	im Sinne des
MDK	Medizinischer Dienst der Krankenkassen
GKV	gesetzliche Krankenversicherung
Hrsg.	Herausgeber
PfWG	Pflege-Weiterentwicklungsgesetz
SGB X	Sozialgesetzbuch 5
SGB XI	Sozialgesetzbuch 11
u.a.	unter anderem
ZQP	Zentrum für Qualität in der Pflege

1. Einleitung

1.1 Ausgangssituation

Die Anzahl pflegebedürftiger Personen steigt progressiv in der Bundesrepublik Deutschland an. Laut dem Statistischen Bundesamt bzw. aus der im Jahr 2015 veröffentlichten Pflegestatistik waren im Dezember 2013 ca. 2,6 Millionen Personen im Sinne des Pflegeversicherungsgesetzes pflegebedürftig (Pflegestatistik des Statistischen Bundesamtes, 2013). Dies ist im Rahmen der demografischen Wende dadurch gekennzeichnet, dass erstmals mehr über 60-jährige als unter 20-jährige in Deutschland leben (Walla et al., 2006). Demnach ist mit einer weiteren Zunahme bzw. dem Anstieg der Anzahl an Pflegebedürftigen zu rechnen. Bei konstant bleibender Wahrscheinlichkeit pflegebedürftig zu werden, ist mit einem Anstieg der Hilfebedürftigen auf ca. 3.3 Millionen im Jahr 2030 zu rechnen (Statistische Ämter des Bundes und der Länder, 2010). Um den daraus resultierenden Bedarf an Pflege-, Betreuungs- und Beratungsangeboten zu decken, entwickelte sich in Deutschland eine umfangreiche und hoch spezialisierte Versorgungslandschaft. Betroffene und deren Angehörige können dementsprechend auf unterschiedliche Angebote aus der vollstationären, teilstationären und ambulanten Pflege wahrnehmen (ZQP- Analyse, 2015). Die Relevanz wird dann deutlich, wenn kurzfristig ein Pflegefall eintritt und aufgrund dessen die Notwendigkeit nach Versorgungsangeboten und spezieller Beratung zunimmt.

1.2 Public Health Relevanz

Wie bereits erläutert sehen sich Betroffene und deren potenziellen pflegenden Angehörigen einem tiefen Einschnitt gegenüber, sollte das Szenario der Pflegebedürftigkeit eintreten (Rosenbrock/ Gerlinger, 2014).

Aus der ZQP-Analyse 2015 geht hervor, dass nahezu die Hälfte der Befragten Personen (47 Prozent) nicht wissen, was im Fall eines plötzlich eintretenden Pflegefalls zu tun ist, um die notwendigen pflegerischen Dienstleistungen und Beratungsangebote in Anspruch zu nehmen. Im Rahmen der Befragung wurde außerdem deutlich, dass 59 Prozent der Befragten Personen noch nie davon gehört haben, dass sie einen rechtmäßigen Anspruch auf kostenlose, individuelle und unabhängige Pflegeberatung haben. Selbst 43 Prozent der Personen mit Pflegerfahrung wissen nicht, wie bereits erwähnt, dass sie einen Rechtsanspruch innehaben.

Neben der gesundheitswissenschaftlichen Problematik des mangelnden Informationsstands, gibt es weitere herausfordernde Problematiken, wie den demografischen Wandel. Dieser wirkt sich dahingehend aus, dass neben der „weiterhin wachsenden Anzahl pflegebedürftiger Menschen, die absolute Zahl der möglichen pflegenden Angehörigen gleichzeitig abnimmt – so reduzierte sich im Zeitraum von 1990 bis 2007 der Anteil der 20- bis 40-jährigen von 31,6 % auf 24,6 % – und zusätzlich das Alter der pflegenden Angehörigen ansteigen wird" (Schneekloth. Entwicklungstrends und Perspektiven in der häuslichen Pflege, 2006, Roche. The hidden patient: adressing the caregiver, 2009, zitiert nach Nickel et al., 2012).

Nach Nickel et al., 2010 und Rosenbrock/ Gerlinger, 2014 haben Betroffene und deren Angehörige Informationsbedürfnisse, die sich auf die Infrastruktur der Versorgungslandschaft beziehen. Da der Unterstützungsbedarf schnell die Kompetenzen der Betroffenen übersteigt, ist die umfangreiche und gewissenhafte Beratung und Betreuung in Form von Pflegeberatung dringend erforderlich. Aus diesem Grund wurde in wissenschaftlichen Fachkreisen betont, dass es zu einer qualitativen Weiterentwicklung in der ambulanten Pflege kommen muss (Schaeffer/ Kulhmey, 2008).

Diese Weiterentwicklung sollte im Rahmen des PfWG und der Neudefinition der Pflegeberatung nach § 7a SGB XI geschehen.

Im darauffolgenden Teil soll jetzt die folgende Forschungsfrage untersucht werden:„Welchen Beitrag kann die Pflegeberatung nach § 7a SGB XI im Rahmen der Implementierung des PfWG für Hilfsbedürftige und deren (pflegenden) Angehörigen leisten?"

2. Methodik

Um der Ausarbeitung gerecht zu werden, wurde die Literaturrecherche auf verschiedene Art und Weise durchgeführt. Es wurde der „Katalog Plus" der Universität Bielefeld genutzt, um geeignete Literatur in der Universitätsbibliothek ausfindig zu machen. Des Weiteren wurde ebenfalls über den Link „Datenbanken und elektronische Zeitschriften" unter der Kategorie „Medizin" der Universität Bielefeld nach einschlägiger Literatur gesucht. Dadurch wurde ein allgemeiner Überblick über das Themenfeld möglich. Für den Einstieg in das Thema wurde die Homepage des Ministeriums für Gesundheit herangezogen, um die chronologische Entstehung und die Bedeutung der Pflegeversicherung nachvollziehen zu können.

Anhand der über Google Scholar gefundenen PDF- Dateien mit dem Themenschwerpunkt Pflegeberatung nach § 7a SGB XI und Pflegestützpunkte wurde deutlich, dass diese Begriffe einen großen Teil der Ausarbeitung in Anspruch nehmen. Durch das Erfassen der Informationen in den PDF- Dateien, zum Thema Pflegeberatung, wurden die gesetzlich angeordneten Leistungen ersichtlich, welche nachfolgend in dieser Ausarbeitung dargestellt werden. Neben den rein sozialrechtlichen Gesichtspunkten zum Thema der Pflegeberatung wurde schnell deutlich, dass die Qualifikationen der Beratenden sehr wichtig sind. Demnach wurde über Google Scholar, in der Bibliothek der Universität Bielefeld und in der Bibliothek der Fachhochschule Osnabrück nach geeigneten Informationen gesucht und unter Kapitel 4 „Setting Beratung" zusammengefasst und erklärt.

„Katalog Plus"- Suchworte: Pflege*; Pflegeberatung, Qualität Pflege etc.

Fachspezifische Literaturrecherche FH Osnabrück

„Datenbanken und elektronische Zeitschriften": Suche in Kategorie „P" Ergebnis: u.a. Pflegedienst Online, Pflegeschichte Online

„Google Scholar"- Suchworte: u.a. Pflegeberatung, Pflegestützpunkte, Aufgabe Pflegeberatung,

3.1 Bedeutung der Pflegeversicherung

Um den inhaltlichen Rahmen der Hausarbeit nicht zu überschreiten, wird in Kapitel 3.1 kurz auf die Bedeutung der Pflegeversicherung eingegangen, um diese aufzuzeigen und dadurch die Relevanz der Pflegeberatung deutlich zu machen.

Mit der am 1. Januar 1995 eingeführten und im SBG XI festgehaltenen Pflegeversicherung, als sogenannte fünfte Säule der Sozialversicherung, wurde das letzte Defizit im Sozialversicherungssystem geschlossen. Wie bereits in Kapitel 1 genannt, altert die deutsche Bevölkerung, wodurch gleichzeitig auch die Wahrscheinlichkeit im Alter pflegebedürftig[1] zu werden, steigt. Darüber hinaus hat sich die Familienstruktur insofern geändert, dass ein großer Teil der Nachkommen berufstätig ist und der Wunsch nach Unabhängigkeit bzw. der Triumph des Individualismus gesiegt hat. Deswegen bleibt kaum oder nur wenig Zeit für die physisch und psychisch belastende Pflege der Angehörigen seitens der Kinder (BMG, 2015). Im Sinne der Pflegeversicherung soll es allen Menschen ermöglicht werden, ein möglichst selbstbestimmtes Leben zu führen (BMG, 2015).

Seit 1995 wurde die Pflegeversicherung durch viele unterschiedliche Reformen und Gesetzänderungen modifiziert, was zur Folge hatte, dass sich eine breite Versorgungslandschaft gebildet hat. Jedoch wird in Zuge dieser Ausarbeitung § 7a SGB XI mit dessen Inhalt und Auswirkungen näher beleuchtet.

---

[1] Begriffserklärung Pflegebedürftig zu finden unter: § 14 SGB XI

3.2 Pflegeberatung nach § 7a SGB XI

Mit der im Jahr 2008 verabschiedeten und 2009 eingeführten Pflegereform, iSd. Pflege – Weiterentwicklungsgesetz, sollen die Bürger und Bürgerinnen in Deutschland verbesserte Möglichkeiten, sowie Beratungsangebote zu Hilfestellungen etc. und zur Bewältigung ihrer Lebenssituationen und der Sicherung der Versorgung bei Pflegebedürftigkeit vorzufinden (Frommelt et al., 2008). Laut Art. 1 §7a sollen alle Versicherten, die nach der neuen Vorschrift des § 7a SGB XI Anspruch auf Leistungen des SGB XI haben, ab dem 1.1.2009 über eine Berechtigung für individuelle Beratung verfügen. Mit der neudefinierten Pflegeberatung wird der Adressatenkreis, der individuelle Rechtsanspruch auf ausführliche Beratung hat, erweitert. Für alle Personen, die nach SGB XI pflegebedürftig sind oder notwendige Leistungen beantragt haben oder offensichtlich einen Beratungsbedarf haben, soll dieser gewährleistet werden. Die Inanspruchnahme der Leistungen, die durch die Pflegeberatung angeboten werden, ist nicht verpflichtend, d.h., dass niemand gezwungen ist, die angebotenen Leistungen in Anspruch zu nehmen. (Krahmer, Schiffer-Werneburg, 2009).

Der fundamentale Bestandteil der Pflegeberatung ist, dass sie als individuelles Case-Management[2] verstanden wird, dass weit über die gesetzlichen Pflichten der Pflegekassen nach §7 SGB XI hinausgeht (Klie/ Monzer, 2008/ Neumann, 2007, zitiert nach Krahmer, Schiffer-Werneburg, 2009). Somit ist die Pflegeberatung primär für den Hilfesuchenden bestimmt und die Leistungen überwiegend klientenbezogen (Leib-Gerstner, 2012). Die betroffene Person kann darüber hinaus auch beantragen, dass auch Dritte (Ehepartner etc.) einbezogen werden (Vgl. § 7a Abs. 2 Satz 1). Als Maßstab für die Beratung ist nach § 7a Abs. 1 Satz 10 SGB XI grundsätzlich sicherzustellen, dass die Pflegeberatung immer unabhängig durchgeführt wird. Die Relevanz der Unabhängigkeit ist ausnahmslos zu nennen, da laut Büscher et al, 2010, zitiert nach Nickel et al, versorgende Dienstleister während der Beratung eine Dienstleisterrolle einnehmen, wobei die objektive Sichtweise des Dienstleisters bezüglich der konformen Beratung oft kritisiert wird. Problematisch ist teils jedoch, dass sich die Hilfesuchenden mit einer hoch spezialisierten Versorgungslandschaft konfrontiert sehen, in der schnell der Überblick verloren gehen kann. Dies trifft insbesondere bei den Themen der Antragsstellung zur Gewährung von Unterstützungsleistungen, sowie bei den Auswirkungen bestimmter Entscheidungen auf den Lebensalltag und bei den Leistungsansprüche und Wahlmöglichkeiten etc., zu (Rosenbrock/ Gerlinger, 2014). Aus dieser Aufzählung ergibt sich, dass es sich bei Pflegeleistungen um eine komplexe Thematik handelt. Diese Thematik

---

[2] Begriffserklärung Case-Management zu finden unter: ANA – American Nurses Association (1988). Nursing Case Management.

ist in mehreren Büchern des SBG geregelt, wodurch es notwendig wird, verschiedene Anträge aus verschiedenen Büchern (SGB V und SGB XI) zu stellen. Dies führt zu einer hohen Belastung der Hilfesuchenden.

Um aber den Hilfesuchenden die Antragslast teils abzunehmen, ist die Pflegeberatung dazu befugt, Leistungen aus den unterschiedlichen Sozialgesetzbüchern entgegenzunehmen und diese bei Bedarf, an die zuständigen Institutionen weiterzuleiten (Krahmer/ Schiffer-Werneburg, 2009). „Die Pflegeberatung übernimmt somit eine Lotsenfunktion zwischen medizinischer Professionalität und häuslicher Pflege im Interesse der Klienten" (Leib-Gerstner, 2012 S. 62, in MDK Bayern Die Pflegeberatung)

3.3 Leistungen der Pflegeberatung nach § 7a SGB VI

Aus Kapitel 3.2 geht hervor, dass die Pflegeberatung nach § 7a SGB XI als ein umfassendes und individuelles Case-Management verstanden wird, die weit über die reine Beratung der Pflegekassen hinausgeht. Es ist wichtig diesen Unterschied zu kennen, da in § 7 SGB XI Abs. 1 ff. nur die Aufklärung und Beratung von Hilfebedürftigen niedergeschrieben ist und es keinen Verweis auf das Fallmanagement gibt.

Die Aufgabe der Pflegeberatung nach § 7a SGB XI wird als Zusammenstellung von Hilfsbedarfe und Sicherstellung im Einzelfall durch direkten Kontakt, in Form von Beratungsgesprächen, verstanden (Bundestag Drucksachen, 2007). Im Folgenden werden die substanziellsten Leistungen[3] der Pflegeberatung veranschaulicht, um einen Einblick über das Leistungsspektrum zu bekommen.

3.3.1 Hilfebedarfsstellung

Unter dem Begriff der Hilfebedarfsstellung versteht der Gesetzgeber nach § 7a Abs. 1 die Ermittlung und Analyse der Hilfsbedürftigkeit unter besonderer Berücksichtigung der Feststellungen bzw. Begutachtung des MDK.

Auf Grundlage dieser Hilfebedarfsstellung werden alle weiteren nötigen Maßnahmen entschieden. „Die Hilfebedarfsstellung ist daher Dreh- und Angelpunkt für die erfolgreiche Versorgung Pflegebedürftiger" (Krahmer/ Schiffer-Werneburg, 2009, S.207, in Case-Management. Organisationsentwicklung und Change Management in Gesundheits- und Sozialunternehmen). Neben der reinen Kategorisierung durch den MDK werden der

---

[3] Alle Leistungen der Pflegeberatung zu finden unter § 7a SGB XI

8

Pflegeberatung nach dem Gesetzgeber weitere Kategorisierungen auferlegt, um die genaue Hilfebedarfsstellung zu ermitteln. Dies geht weiter über die pflegerische Einstufung hinaus. (Kramer/Schiffer-Werneburg, 2009). Insbesondere sind dies Leistungen aus dem SGB XI und aus angrenzenden Büchern und bundes- und landesrechtlichen Vorschriften, jedoch insbesondere aus dem SGB V (Bundestag Drucksachen Dokument, 2007).

3.3.2 Versorgungsplan

Der Versorgungsplan ist die Realisierung aller im Voraus geplanten einzellfallspezifischen Interventionen bzw. Lösungsansätze. Laut des Gesetzgebers d.h. im § 7a SBGB XI geht der Versorgungsplan weit über die reine Bedarfsempfehlung zu gegebenenfalls vorhanden Leistungsangeboten hinaus. Sie sind dazu gezwungen eine umfassende, über alle angebotenen Leistungsangebote, zu informieren. Eine bewusste Vernachlässigung bzw. Selektion der Versorgungsleistungen ist unzulässig, da wie bereits in Kapitel 3.2 die Unabhängigkeit der Pflegeberatung gewährleistet werden muss. Demnach wäre es ein Verstoß gegenüber den Leistungsberechtigten, da diese einen gesetzlichen Anspruch auf vollständige Aufklärung über alle Leistungsangebote innehaben (Kramer/ Schiffer-Werneburg, 2009).

3.4 Anlässe der Pflegeberatung

Wie bereits im Kapitel 3.2 deutlich gemacht, haben die Versicherten im Rahmen des PfWG den Anspruch auf individuelle Pflegeberatung. Jedoch wurden in diesem Kapitel die konkreten Beratungsanlässe nur abstrakt dargestellt und nicht auf die Praxis bezogen. Im Folgenden werden pflegerische Beratungsanlässe genannt erläutert.

3.4.1 Probleme der stationären Pflegeberatung

Laut dem SGB V §§ 112ff. und dem Krankenhausgesetz der Länder soll der Sozialdienst der Krankenhäuser die soziale Betreuung und Beratung der Versicherten im Krankenhaus übernehmen. Des Weiteren soll die nahtlose Übertragung vom stationären Aufenthalt zur ambulanten Nachbehandlung in Rehabilitations- und Pflegeeinrichtungen gewährleistet werden.

Betroffene nehmen Kontakt zum Sozialdienst des Krankenhauses auf, wenn folgende Probleme bezüglich der Bewältigung persönlicher, finanzieller und auch sozialer Schwierigkeiten im Rahmen ihrer Erkrankung, Klärung beruflicher Fragen und der

Sicherstellung der weiteren Versorgung nach der Entlassung aus dem Krankenhaus (Kardoff, 1999, zitiert nach Samari 2007)

Nach Wingenfeld. 2011, gibt es neben dem Sozialdienst im Krankenhaus die Pflegeüberleitung, die sich im Kern ebenfalls mit der Übertragung vom stationären Aufenthalt zur ambulanten Nachbehandlung in Nachfolgeeinrichtungen beschäftigt. Inhaltlich verfolgen sie das gleiche Ziel, jedoch sind sie bzgl. ihrer Expertise unterschiedlich aufgestellt. Die aktuellen und akuten Problemlagen können analog auf beiden Seiten übertragen werden. Sozialdienste und die Pflegeüberleitung sind durch oft durch innerbetriebliche Kooperationen limitiert. Die genannten Dienste werden zumeist erst tätig auf Wunsch der Ärzteschaft, der Pflegekraft oder der Angehörigen der Betroffenen. Deswegen sind sie bereits vor ihrer Implementierung der Maßnahmen auf die Sensibilität bzw. das Wissen über Beratungsangebote seitens der medizinischen und pflegerischen Expertise und auf das Wissen der Laien angewiesen. Nach Ansen, 2007, zitiert nach Samari, 2007 und Wingenfeld, 2011 sehen sich der Sozialdienst und die Pflegeüberleitung einer durch Naturwissenschaften und Ökonomie geprägten Krankenhauslandschaft gegenüber. Aufgrund dessen bewegt sich die Personaldichte in den meisten Krankenhäusern auf einem geringen Niveau. Angesichts des Personalmangels ist es in den meisten Krankenhäusern auch der Regelfall, dass es oft nur eine Vollzeitstelle im Pflegeberatung bzw. Pflegeüberleitung gibt. Außerdem kommt erschwerend hinzu, dass der Verantwortungsbereich der Beschäftigten meist das ganze Krankenhaus oder auf mehrere Fachabteilungen und nur selten auf eine einzelne Fachabteilung.

Demnach ist die Ausführlichkeit der Pflegberatung der Betroffenen und deren Angehörigen während bzw. am Ende des stationären gering und oft unzureichend. Diese These findet sich in den Forschungsergebnissen von Nickel et al., 2010 wieder, da Interesse, seitens der Angehörigen, im Rahmen kooperativer Zusammenarbeit bei der Entlassung zwischen den Krankenhäusern und Pflegediensten besteht.

3.4.2 Pflegekurse und häusliche Schulungen nach § 45 SGB XI

Im § 45 SGB XI überträgt der Gesetzgeber den ansässigen Pflegekassen die Aufgabe und Verantwortung pflegenden Angehörigen „und sonstige an einer ehrenamtlichen Pflegetätigkeit interessierte Person" Schulungsangebote unentgeltlich anzubieten. Dadurch sollen diese Personen neue pflegerische Fertigkeiten erlernen. Das primäre Ziel ist, dass die pflegenden Angehörigen oder auch pflegenden Ehrenamtliche vorrangig psychisch auf die bevorstehende Belastung vorzubereiten, die bei der Versorgung pflegebedürftiger Menschen auftreten   kann

(Emmrich/ Hotze/ Moers, 2006). Exemplarisch trifft dies auf die pflegenden Angehörigen von an Demenz erkrankten Personen zu. Wenn die Pflegenden wissen, warum sich der Pflegebedürftige so verhält, fällt es ihnen leichter diese Situation einzuordnen (GKV-Spitzenverband, 2011). Laut Kuhlmey, 2014 bedeutet die Übernahme der Pflege für ca. ein Drittel der Pflegenden, dass ihre Lebenszufriedenheit leidet.

Des Weiteren ist es den Pflegekassen freigestellt wie Kurse organisiert sind. Dies kann in Form von Gruppenunterrichtungen oder auch als Schulung im häuslichen Umfeld stattfinden. Rasch haben sich zielgruppenspezifische Curricula entwickelt, um passende Schulungsangebote für unterschiedlich pflegerisch involvierte Personen bereitzustellen (Emmrich/ Hotze/ Moers, 2006).

3.4.3 Pflegeeinsätze nach § 37 III SGB XI

Mit den Pflegeeinsätzen, auch Qualitätssicherungsbesuche, genannt, versucht der Gesetzgeber, die Qualität im Rahmen der häuslichen Pflege, die durch pflegende Angehörige durchgeführt wird, zu gewährleisten. Die Pflege kann auf drei unterschiedliche Art und Weisen durchgeführt. Die erste Möglichkeit ist, dass ihnen Pflegegeld ausgezahlt wird, welches direkt für die Versorgung der Pflegebedürftigen genutzt wird. Möglichkeit zwei ist, dass ein ambulanter Pflegedienst in Anspruch genommen wird und so delegierte Leistungen übernimmt und direkt aus der Pflegekasse entgolten wird. Die letzte Möglichkeit ist, dass eine Kombination zwischen ambulanten Pflege und Pflege durch Angehörige verwirklicht wird (Emmrich/ Hotze/ Moers, 2006). Zu Beginn der Implementierung von § 37 III SGB XI war die Absicht des Gesetzgerbers, dass den Angehörigen eine turnusmäßige[4] Entlastung zu bieten, gleichzeitig die Qualität der häuslichen Pflege zu gewährleisten und bei mangelhafter Pflegequalität frühzeitig zu intervenieren (Klie, 2001, zitiert nach Emmrich/ Hotze/ Moers, 2006). Eine weitere Intention für die Einführung von § 37 III SGB XI war, dass der Gesetzgeber befürchtet hat, dass die Geldleistungen, die die Angehörigen beziehen, nicht für pflegerischen Leistungen verwendet werden, sondern für andere private Zwecke (Schülke, 1995, zitiert nach Emmrich/ Hotze/ Moers, 2006). Jedoch wurde nahezu Zeitgleich mit der Studie von Wasilewski 1995, zitiert nach Emmrich, Hotze/ Moers, 2006, diese Befürchtungen widerlegt. Vielmehr war Grund für die häusliche Pflege, dass die pflegenden Angehörigen die Befürchtung hatten, dass die Leistungen durch Pflegedienste ungenügend ausgeführt werden. Demnach wird der Pflegeeinsatz heutzutage

---

[4] Genaue Angaben zu den verschiedenen Turnusse sind zu finden unter **§ 37 Abs. 3 SGB XI**

mehr als Chance zur Verbesserung der Pflege der hilfsbedürftigen Angehörigen verstanden. In § 37 Abs. 8 SGB XI wird nochmals deutlich, dass Pflegeberater diese Tätigkeiten durchführen, bescheinigen und koordinieren. Diese koordinierenden Tätigkeiten sollen vermehrt in den dazu eingerichteten Pflegestützpunkten durchgeführt werden.

3.5 Bedeutung der Pflegestützpunkte

Mit der Einführung des PfWG wurde der Rechtsanspruch für Pflegeberatung geschaffen, welche durch die Pflegekassen vorzuhalten ist (Röber/ Hämel, 2011).

Wie bereits in Kapitel 1 und anderen wird deutlich, dass es eine zersplitterte Versorgungsstruktur im ambulanten Sektor gibt.

Mit der Einführung von Pflegestützpunkten soll eine wohnortnahe Versorgung, also dezentrale Beratung und Betreuung, gewährleistet werden (§ 92c Abs. 1 SGB XI; Röber/ Hämel, 2011).

Dies bedeutet, dass Pflegestützpunkte leicht auffindbar, gut sichtbar und barrierefrei zugänglich sind, da Pflegebedürftige oftmals in ihrer Mobilität eingeschränkt sind. Die Präsenz der Pflegestützpunkte soll möglichst niederschwellig organisiert sein, da niederschwellige Angebote keine Barrieren für die Inanspruchnahme bestimmter Angebote und Dienstleistungen darstellen. Merkmale, die mit dem Begriff der Niedrigschwelligkeit verbunden werden, „sind schwellenlose direkte Ansprechbarkeit, gute telefonische Erreichbarkeit, nutzerfreundliche Öffnungszeichen, […]" (Schaeffer/ Kuhlmey, 2008, S.83 in Z Gerontal Geriat 41).

Mit der Einführung der Pflegestützpunkte verspricht man sich, dass die komplexe und unübersichtliche Versorgungslandschaft für die Hilfesuchenden leichter zu überblicken ist, da sachliche, zeitliche, institutionelle und konzeptionelle Lücken zwischen den Leistungserbringern und professionellen Institutionen überwunden werden (Höhmann, 2009). Die Schließung der genannten Lücken durch die Pflegeberatung im Setting der Pflegestützpunkte ist besonders relevant, da Hilfesuchende bzw. Pflegebedürftige meist chronisch erkrankt sind und demnach viele Leistungen aus unterschiedlichen Bereichen (rehabilitative, medizinisch soziale Dienste etc.) benötigen. Die neu eingerichteten Pflegestützpunkte sollen darüber hinaus nicht als zusätzliche Addition zu bereits verfügbaren Infrastruktur verstanden werden, sondern an bereits vorhandene Infrastruktur anknüpfen. (Schaeffer/ Kuhlmey, 2008; Schaeffer, 2008).

Diese Aufgabe, also die Vernetzung zwischen verschiedenen Diensten, die auch als Care-Management bezeichnet wird, ist neben dem bereits genannten Case-Management, eine weitere zentrale Rolle der Pflegeberatung, die in den Pflegestützpunkten stattfinden soll. Weitere Aufgaben im Rahmen des Care-Managements sind u.a. die regionale Versorgungsplanung in Form von Community Health Assesment, die Herstellung enger Kooperationsbeziehungen zu weiteren pflegerischen, medizinischen und rehabilitativen Leistungserbringern (Schaeffer/ Kuhlmey, 2008).

Nach Schaeffer 2000 zielt Care-Management auf den Zustand ab, einen bedarfsgerechten Versorgungsgrad herzustellen, indem Über- bzw. Unterversorgung vermieden wird. Im Kontext Care-Management lässt sich demnach abschließend sagen, dass Pflegestützpunkte verschiedene, gesetzlich geregelte beratende und koordinierende Aufgaben übernehmen (Rosenbrock/ Gerlinger, 2014).

Anhand des in Kapitel 3.2 genannten Anspruchs auf Pflegeberatung ist es notwendig, dass qualifizierte Pflegeberater und Pflegeberaterinnen die Beratung durchführen. Im folgenden Kapitel 4 werden die Kompetenzen der Berater und Beraterinnen erläutert.

4.1 Qualifikationen der Pflegeberater und Pflegeberaterinnen

Um nach § 7a SGB XI Pflegeberatung durchführen zu können bzw. durchführen zu dürfen, muss das dafür vorgesehene Personal über spezifische Kenntnisse und Fähigkeiten verfügen. Der GKV-Spitzenverband hat im Jahr 2008 die Eckpfeiler für das Qualifikationsprofil des Pflegeberaters bzw. der Pflegeberaterin aufgestellt. Die Weiterqualifizierung umfasst etwa 400 Stunden, sowie ein am Case-Management angelehntes Praktikum (GKV-Spitzenverband, 2012). Nach § 7a Abs. 3 sind Pflegefachkräfte, Sozialversicherungsfachangestellte und Sozialarbeiter mit der bereits genannten Zusatzqualifikation geeignet, um als Pflegeberater bzw. als Pflegeberaterin tätig zu werden.

Laut Nickel et al, 2010 muss der ideale Pflegeberater und die ideale Pflegeberaterin Kenntnisse über ein großes Aufgabengebiet verfügen. Neben den sozialrechtlichen Kompetenzen müssen die Berater und Beraterinnen auch über pflegerisches Wissen, sowie über praktische Erfahrungen verfügen.

Gerade in den westlichen Industrieländern leiden ca. 6 bis 9 Prozent der über 65- Jährigen an Demenz[5]. Umgerechnet auf Deutschland entspricht dies etwa 1.1 Millionen Menschen (Anderson, 2010). Demnach wird man laut Nickel et al., 2010 die weitere Präzisierung auf das Krankheitsbild Demenz empfohlen, da nach Nickel et al., 2010 pflegende Angehörige Erkrankten Personen mit Demenz nach Informationen zu Betreuungsangeboten suchen.

Mit dem PfWG von 2008 hat der Gesetzgeber nun auch das zahlenmäßige Verhältnis zwischen Pflegeberatern und Pflegeberaterinnen festgelegt. Es soll eine Relation von etwa 1:100 Relation angestrebt werden. Das bedeutet, dass auf einen Berater bzw. Beraterin 100 Versorgungspläne kommen sollen. Jedoch ist dieser nur ein grober Richtwert, der je nach Ermessen der ansässigen Pflegekassen variiert und auch nicht jede hilfsbedürftige Person einen Versorgungsplan oder das Case-Management benötigt (GKV-Spitzenverband, 2012).

4.2 Pflegediagnostik

Neben den in Kapitel 4.1 erwähnten Kompetenzen der Beratenden müssen diese außerdem im Setting der Beratung über psychosoziale, soziologische und soziale Kompetenzen verfügen. Nach Emmrich/ Hotze/ Moers, 2006 wird deutlich, dass Beratungsbedarfe der Hilfebedürftigen nicht in Form einer Frage artikuliert werden, sondern in Form von Überbelastungssituationen auftreten. Demnach muss der Berater bzw. die Beraterin über ein hohes Problemverständnis verfügen. „Das Vorliegen eines für beide Seiten lösungswidrigen Problems scheint demnach das Hauptkriterium für die Identifikation eines Beratungsbedarfes zu sein" (Emmrich/ Hotze/ Moers, 2006, S. 60 in Beratung ambulante Pflege). Neben der rein medizinischen Beurteilung des Gesundheitsstatus (MDK) sollte ebenfalls im Setting der Beratung die Pflegediagnostik[6] durchgeführt werden. Nach Müller Staub 2000 sollen die Pflegediagnosen einen konkreten Fokus auf die Planung der Pflege und die Wahl der Intervention legen. Mithilfe der Berücksichtigung von Pflegediagnosen sollen nach McFarland/ McFarlane, 1997, zitiert nach Müller Staub 2000 Krankheit und Gebrechen durch pflegerische Maßnahmen gelindert werden. Des Weiteren definierten sie Kriterien, die berücksichtigt werden sollten, um den Pflegebedarf einschätzen zu können. Das fundamentalste Kriterium ist, dass die Betroffenen als ganzheitlich und einzigartig betrachtet werden. In dieser Betrachtungsweise sollen u.a. die physiologischen, soziokulturellen,

---

[5] Begriffserklärung Demenz: Stuhlmann, W.(2006).Krankheitsbild und Verlauf der Demenzerkrankung. Medizinische Aspekte der Demenz.

[6] Begriffserklärung Pflegediagnostik: Vgl .Carroll-Johnson, R. (Ed.). (1993).

spirituellen und psychologischen entwicklungs- und umweltbezogene Aspekte einbezogen werden.

4.2.1 Lösungsorientierter Beratungsansatz

Im vorherigen Kapitel wurde der Aspekt der Pflegediagnostik beleuchtet. Mit den nach McFarland und McFarlane aufgestellten Kriterien kann man mithilfe verschiedener Werkzeuge bzw. Herangehensweisen den Zustand der Hilfebedürftigen verbessern.

In diesem Rahmen wird nun der lösungsorientierte Beratungsansatz in seinen Grundzügen erklärt.

Der lösungsorientierte Beratungsansatz ist aufgrund seiner pragmatischen Ausrichtung und wegen der klaren Handlungsvorgaben gegenwärtig sehr akzeptiert (Engel/ Nestmann/ Sickendieck, 2006). Inhaltlich lässt sich der Beratungsansatz so beschreiben: „Lösungen konstruieren statt Probleme zu analysieren" (Bamberger 1999: 20 zitiert nach Engel/ Nestmann/ Sickendiek, 2006, S. 107 in Lehrbuch Patientenberatung). Demnach steht bereits am Anfang der Beratung eine am Ratsuchenden orientierte Zielvorstellung fest, an dem sich der Verlauf der Beratung orientiert (Schaeffer/ Schmdit-Kaehler zitiert nach Engel/ Nestmann/ Sickendiek, 2006). Honermann et al., 1999, zitiert nach Engel/ Nestmann/ Sickendieck nennen fünf Prinzipien für ein lösungsorientiertes Vorgehen. Das Prinzip der Lösungsorientierung beschreibt den Prozess, dass das Problem an sich angesprochen wird (Problemraum), jedoch dieser schnell verlassen wird, um das Hauptaugenmerk auf die Lösungsmöglichkeiten (Lösungsraum) zu legen. Mit dem Prinzip der Nützlichkeit wird im Rahmen der Beratung alles aufgegriffen, was der Ratsuchende als nützlich und sinnvoll für die Lösung des Problems artikuliert. Hier werden Prinzipien der ressourcenorientierten Beratung[7] übernommen. Das Prinzip der Konstruktivität beschreibt, dass dem Ratsuchenden Raum gewährt wird, um deren Sicht auf das Problem zu schildern Das Prinzip der Veränderung sagt aus, dass jede Lösung eine Veränderung darstellt. Im Verlauf der Beratung soll demnach diese Sichtweise durchbrochen werden, um Veränderungen anzustoßen. Abschließend versucht der Prinzip der Minimalintervention so wenig wie nötig in die Problemlösung einzugreifen, um nur einen Denkanstoß zu vermitteln.

Die Qualität des Ansatzes ist jedoch stark von der praktischen Umsetzung abhängig d.h. von der Qualifikation der beratenden Person. (Engel/Nestmann/ Sickendieck, 2006).

---

[7]Informationen bezüglich der ressourcenorientierten Beratung: Vgl. *Lehrbuch Patientenberatung*. (2008).

4.2.2 Inhalte der Pflegeberatung in Pflegestützpunkten

Mithilfe des Lösungsorientierten Beratungsansatz können bestehende Probleme aufgearbeitet und auch gelöst werden. Jedoch muss die Lösung des Problems durch spezielle Inhalte im Setting der Beratung herbeigeführt werden.

Laut der der Deutschen Vereinigung für Sozialarbeit im Gesundheitswesen gibt es mehrere bzw. einzelfallspezifische Inhalte der Pflegeberatung, die in den Pflegestützpunkten angesprochen werden und bei Bedarf durch die zuständigen Berater und Beraterinnen implementiert werden. Um den Rahmen der Ausarbeitung nicht zu überschreiten, werden nun exemplarisch Inhalte der Pflegeberatung in Pflegestützpunkten vorgestellt.

Wenn bei Personen die Pflegebedürftigkeit festgestellt wurde, sind grundlegende Maßnahmen im Rahmen der Pflegeberatung zur Verbesserung der Lebensqualität der Hilfsbedürftigen der bestimmende Inhalt der Beratung. Hierbei handelt es sich zum Beispiel um die Inhalte bzgl. der Grundpflege, dem Einsatz von Hilfsmitteln (Rollstühle etc.) und auch der Wohnungsanpassung. Unter der Wohnungsanpassung versteht man u.a. den Einbau bzw. den Umbau einer ebenerdigen Dusche (DVSG, 2008).

Wenn nun eine schwerwiegendere Pflegebedürftigkeit seitens der Hilfesuchenden vorliegt unterscheiden sich die Inhalte im Vergleich zu Hilfesuchenden, die nicht so sehr ihrer Alltagsbewältigung und Lebensführung eingeschränkt sind. Inhalte bei schwerliegenden Fällen sind u.a. die Sozialanamnese. Darüber hinaus wird das Case-Management (Vgl. Kapitel 3.2) durchgeführt, um die gesundheitliche, soziale und die Compliance zu erhöhen (DVSG, 2008).

5.1 Ausblick und Stellungnahme

Aus den im Rahmen dieser Ausarbeitung geschilderten Erkenntnissen bzgl. der ambulanten Pflegeberatung, unter Berücksichtigung der Fragestellung, wird deutlich, dass die ambulante Pflegeberatung die Lebensführung positiv beeinflussen kann.

Mit der Implementierung des PfWG wurde tendenziell ein gutes Fundament gelegt, jedoch bleibt die Frage im Raum stehen, ob das Potenzial ausgeschöpft wird, welches der Gesetzgeber mit der Implementierung intendiert hatte. Das individuelle Case-Management und das Care-Management sind tendenziell sinnvoll, da die Ausgaben der Pflegeversicherung stetig ansteigen (BMG, 2016). Mithilfe des Care- und Case-Management werden die vorhandenen infrastrukturellen Ressourcen besser ausgeschöpft. Der ökonomische Druck, der merklich auf der Pflegeversicherung und Pflegekassen lastet, lässt sich mithilfe das Care- und Case-Management teilweise reduzieren, da die finanziellen Ressourcen effizienter ausgeschöpft werden. Somit können Ausgaben, die u.a. dem demografischen Wandel geschuldet sind, aufgefangen und verwaltet werden. Ob die ambulante Pflegeberatung, die regional angeboten wird, erfolgreich ist, hängt u.a. entscheidend davon ab, ob die Strukturen vorhanden sind oder Wohnortnähe besteht. Um eine flächendeckende Versorgung im Sinne des PfWG zu gewährleisten, müssen überall nach gleichen Standards Stützpunkte eingeführt werden. Dies ist jedoch mit dem Gesetzesentwurf nicht kongruent verabschiedet worden, da in manchen Ländern wie Sachsen und Sachsen-Anhalt auf die Implementierung der Stützpunkte verzichtet wurde. Ebenfalls kann man kritisieren, dass die gesetzlichen Vorgaben bzgl. der Qualifikation und der daraus resultierenden Qualität ungenügend beschrieben sind, da sich die Stützpunkte in Trägerschaften, Struktur, Beratungsprozessen und eingesetzten Beratern unterscheiden (Nickel et al., 2010). Demnach ist es nach Röber/ Hämel, 2011 fraglich, ob die Qualität gewährleistet ist. Die durch den Gesetzgeber geforderte Neutralität der Pflegeberatung lässt sich ebenfalls kritisch hinterfragen, da vor allem Pflegestützpunkte durch die Pflegekassen betrieben werden, in denen Angestellte der Pflegekassen die Pflegeberatung durchführen. Demnach ist zu bezweifeln, ob eben diese geforderte Neutralität gewahrt wird. Nach Rosenbrock/ Gerlinger, 2014 kann Assoziierung der Pflegekasse und der Krankenkasse nicht abgestritten werden. Somit liegt der Verdacht nah, dass durch unsachgemäße Beratung der Hilfesuchenden für die Schonung des kasseninternen Budgets genutzt wird.

Demnach kommt man zu dem Fazit, dass die Einrichtung und der Ausbau der ambulanten Pflegeberatung, in Form von Pflegestützpunkten, tendenziell eine Verbesserung für die Ratsuchenden darstellt, jedoch sollte der Gesetzgeber weitere Maßnahmen durchführen, um die oben genannten Probleme zu reduzieren.

Literaturverzeichnis

ANA – American Nurses Association (1988): *Nursing Case Management.* ANA Publication No. NS-32. Kansas City MO: ANA.

Anderson, D. (2010): *Demenz und Überleitung zwischen Krankenhaus und Pflegeeinrichtung. Demenz ; 1.* Berlin: Lit-Verlag

Ansen, H. (2007): *Soziale Beratung bei Krankheit.* In: Rohr, B., Orthmann, K. (2007); hier zitiert nach dem Skript „Soziale Beratung bei Krankheit". Hamburg

Bamberger, GG. (1999): *Lösungsorientierte Beratung.* Weinheim: Beltz

Bundesministerium für Gesundheit. (2015): *Geschichte, Entwicklung und Finanzierung.* Abgerufen von http://www.bmg.bund.de/themen/pflege/pflegeversicherung/geschichte-entwicklung-und-finanzierung.html [19.02.2016]

Bundesministerium für Gesundheit. (2016): *Zahlen und Fakten in der Pflegeversicherung.* URL:www.bmg.bund.de/fileadmin/.../Zahlen_und_Fakten_01-2016.pdf [23.02.2016]

Bundestagdrucksache 16/7439: *Gesetzentwurf der Bundesregierung zum Entwurf eines Gesetzes zur strukturellen Weiterentwicklung der Pflegeversicherung (Pflege-Weiterentwicklungsgesetz).* Drucksache vom 07.12.2007

Büscher, A., Holle, B., Emmert, S., Fringer, A. (2010): *Häusliche Pflegeberatung für Geldleistungsbezieher in der Pflegeversicherung.* Zeitschrift für Gerontologie und Geriatrie, 43(2), 103-110.

Carroll-Johnson, R. (Ed.) - (1993): *Classification of Nursing Diagnoses: Proceedings of the Tenth Conference.* Philadelphia: Lippincott.

Deutsche Vereinigung für Sozialarbeit im Gesundheitswesen (2008): *DVSG-Konzept zur Pflegeberatung in Pflegestützpunkten.* [25.02.2016]

Emmrich, Dirk. (2006): *Beratung in der ambulanten Pflege. Edition Pflege* (1. Aufl.). Seelze: Kallmeyer bei Friedrich in Velber.

Engel, F., Nestmann, F., Sickendieck, U. (2006): *Theoretische Konzepte der Beratung.* In Schaeffer, D., Schmidt-Kaehler, S. (Hrsg.) Lehrbuch Patientenberatung 1. Auflage (S. 93-127). Huber: Bern

Frommelt et al. (2008): *Pflegeberatung, Pflegestützpunkte und das Case-Management: Die Aufgabe personen- und familienbezogener Unterstützung bei Pflegebedürftigkeit und ihre Realisierung in der Reform der Pflegeversicherung.* URL:www.isensee-pflegewissenschaft.de/.../PPCM20Internetpublikation.pdf [20.02.2016]

GKV-Spitzenverband (Hrsg.) (2011): *Kompetenzförderung von pflegenden Angehörigen und Patienten.* Berlin (Modellprogramm zur Weiterentwicklung der Pflegeversicherung Band 7) [19.02.2016]

GKV-Spitzenverband (Hrsg.) (2012): *Pflegeberatung*. Berlin (Modellprogramm zur Weiterentwicklung der Pflegeversicherung Band 10) [19.02.2016]

Honermann, H., Müssen, P., Brinkmann, A., Schiepeck, G. (1999): *Ratinginventar lösungsorientierter Interventionen (RLI)*. Göttingen: Vandenhoeck & Ruprecht

Höhmann (2009): *Pflegestützpunkte als Brücken im System: Anmerkungen zu Vernetzungschancen*. Aus. Pflege & Gesellschaft, 14, 215-236 URL: http://www.dg-pflegewissenschaft.de/2011DGP/archives/category/alle/pflege-und-gesellschaft/2009 [18.02.2016]

Kardorff, E. von (1999): *Soziale Arbeit und Soziale Dienste im Gesundheitswesen*. In: Chasse/Wensierski (1999), 343-360

Klie, T. (2001): *Pflegeversicherung*. 6. Auflage Hannover: Vincenz.

Klie, T., Monzer, M. (2008). *Casemanagement in der Pflege. Die Aufgabe personen- und familienbezogener Unterstützung bei Pflegebedürftigkeit und ihre Realisierung in der Reform der Pflegeversicherung,* Gerontal Geriat, 2, 91 ff.

Kuhlmey, A. (2014). *Pflegende Angehörige – Gemeinsam gute Versorgung sicher*. KBV Tagung 1. Juli 2014, Berlin URL: www.kbv.de/media/sp/2_Vortrag_Prof_Dr_Adelheid_Kuhlmey.pdf [22.02.2016]

Krahmer, U., Schiffer-Werneburg, M. (2010). *Die neue Pflegeberatung nach § 7a SGB XI. Fallmanagement nach der Novelle zur Pflegeversicherung*. In Brinkmann, V. (Hrsg.), Case-Management. Organisationsentwicklung und Change Management in Gesundheits- und Sozialunternehmen. 2., aktualisierte und überarbeitete Auflage (S. 203-237). Gabler: GWV Fachverlage GmbH

Leib-Gerstner, A (2012). *Aufgaben und Inhalte der Pflegeberatung*. In MDK Bayern – FH Deggendorf (Hrsg.), Die Pflegeberatung. Was müssen Pflegeberater, Ärzte und Kassen wissen? Berufsbild – Einsatzspektrum- Beratungspraxis 2., erweiterte Auflage (S. 61-65). ecomed Medizin: Verlagsgruppe Hüthig

McFarland, G. K., McFarlane, E. A. (1997). *Nursing Diagnoses & Interventions* (3 ed.). St. Louis: Mosby

Müller Staub, M. (2000). *Qualität der Pflegediagnostik und Patientinnen-Zufriedenheit*. Diplomarbeit, University of Maastricht.

Nickel, W., Born, A., Hanns, S., Brähler, E. (2010). *Welche Informationsbedürfnisse haben pflegebedürftige ältere Menschen und pflegende Angehörige?* Z Gerontol Geriat, 44, 109-114 Doi: 10.1007/s00391-010-0146-1

Nickel, W., Hanns, S., Brähler, E., Born, A. (2012). *Pflegeberatung – Die Erwartungen der Betroffenen*. Gesundheitswesen, 74, 798–805 Doi: http://dx.doi.org/10.1055/s-0031-1301294

Statistisches Bundesamt (2015). *Pflegestatistik 2013: Pflege im Rahmen der Pflegeversicherung Deutschlandergebnisse* URL:https://www.destatis.de/DE/Publikationen/Thematisch/Gesundheit/Pflege/PflegeDeutsc hlandergebnisse5224001139004.html [23.02.2016]

Rosenbrock, R., Gerlinger, T. (2014). *Gesundheitspolitik.* Verlag Hans Huber, Programmbereich Gesundheit (3. vollständig überarbeitete Auflage). Bern: Huber.

Roche, V. (2009). *The hidden patient: addressing the caregiver.* The American Journal of Medical Sciences, 337,(3) 199-204

Röber, M., Hämel, K. (2011). *Pflegestützpunkte und Nutzerorientierung – eine langfristige Organisationsentwicklungsaufgabe.* Public Health Forum, 19, (70), 18-19

Röber, M., Hämel, K. (2011). *Strukturprobleme bei der Implementierung von Pflegestützpunkten in Hessen.* Pflege und Gesellschaft 16 (2). 138-153

Schaeffer, D. (2000). Care-Management. *Pflegewissenschaftliche Überlegungen zu einem aktuellen Thema. Pflege.* Die wissenschaftliche Zeitschrift für Pflegeberufe, *13*(1), 17-26.

Schaeffer, D., Kuhlmey A. (2008). *Pflegestützpunkte – Impuls zur Weiterentwicklung der Pflege.* Z Gerontal Geriat, 45, 81-85 Doi: 10.1007/s00391-008-0532-0

Schneekloth, U. (2006). *Entwicklungstrends und Perspektiven in der häuslichen Pflege.* Zeitschrift für Gerontologie und Geriatrie, 39, 6, 405-412

Schülke, H. (1995). *„Es geht um die Pflegebedürftigen. Qualitätssicherung in der Pflege durch Angehörige".* Häusliche Pflege, 10, 732-736

Statistische Ämter des Bundes und der Länder (2010). *Demografischer Wandel in Deutschland. Auswirkungen auf Krankenhausbehandlungen und Pflegebedürftige im Bund und in den Ländern.* URL:www.statistikportal.de/statistik-portal/demografischer_wandel_heft2.pdf [22.02.2016]

Stuhlmann, W.: *Krankheitsbild und Verlauf der Demenzerkrankung. Medizinische Aspekte der Demenz.* Bezirksamt Altona; Behörde für Soziales, Familie, Gesundheit und Verbraucherschutz (Hrsg.): Rechtliche Betreuung von Menschen mit Demenz. Dokumentation zu Veranstaltungen in den Jahren 2006 und 2007. Hamburg. 2006, S. 49-60

Walla, W., Eggen, B., Lipinski, H. (2006). *Der demografische Wandel. Herausforderungen für Politik und Wirtschaft,* Stuttgart, Kohlhammer

Wasilewski, R., Mattmüller, Vogel, G. (1995). *Pflegeberatung zur Sicherung der Pflegequalität im häuslichen Bereich. Ergebnisse der Begleituntersuchung der Techniker Krankenkasse zur Beratung von Schwerpflegebedürftigen und ihren Pflegepersonen.* Nürnberg: Institut für empirische Soziologie Nürnberg

Wingenfeld, K. (2011). *Pflegerisches Entlassungsmanagement.* In Schaeffer, D., Wingenfeld, K. (Hrsg.), Handbuch Pflegewissenschaften (683-705). Neuausgabe 2011, Weinheim und München: Juventa Verlag

Zentrum für Qualität in der Pflege (2015). *ZQP-Bevölkerungsbefragung „Information und Beratung bei Pflegebedürftigkeit"*. Berlin: Zentrum für Qualität in der Pflege URL: https://www.zqp.de/upload/content.000/id00382/attachment00.pdf   [18.02.2016]

Gesetzesbücher:

SGB V
SGB XI

BEI GRIN MACHT SICH IHR WISSEN BEZAHLT

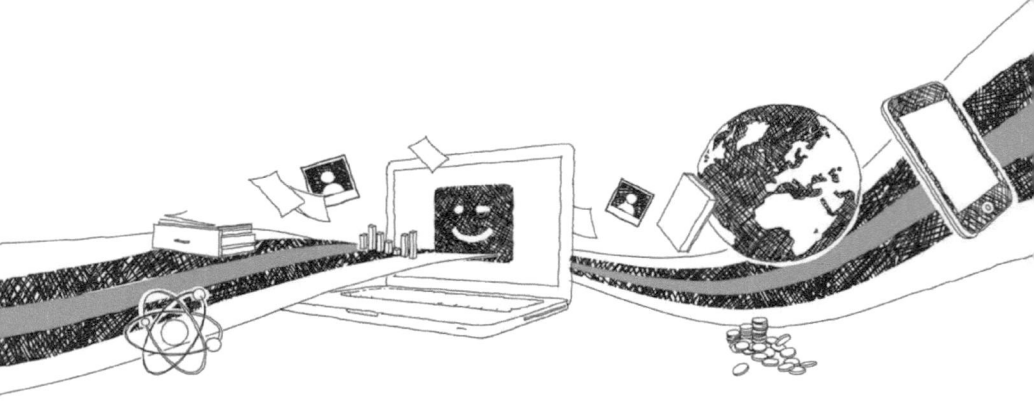

- Wir veröffentlichen Ihre Hausarbeit,
  Bachelor- und Masterarbeit

- Ihr eigenes eBook und Buch -
  weltweit in allen wichtigen Shops

- Verdienen Sie an jedem Verkauf

Jetzt bei www.GRIN.com hochladen und kostenlos publizieren

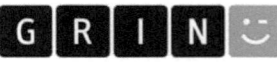